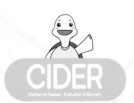

내 마음의 반창고

외상 경험이 있는 중·고등학생을
위한 마음 회복 워크북

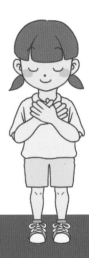

CIDER-ADOLESCENT INTERVENTION
WORK BOOK

방수영 · 이미선 · CIDER 연구팀

중·고등
학생용

CIDER-Adolescent
Children in Disaster:
Evaluation & Recovery

내 마음의
반 창 고

중고등학생용 (CIDER-A)

첫째판 1쇄 인쇄 | 2023년 06월 30일
첫째판 1쇄 발행 | 2023년 07월 10일

저　　　자　방수영, 이미선, CIDER 연구팀
출 판 인　장주연
출 판 기 획　임경수
책 임 편 집　김지수
표지디자인　김재욱
편집디자인　주은미
일 러 스 트　배재현, 신윤지
출 판 처　군자출판사(주)
　　　　　　등록 제4-139호(1991.6.24)
　　　　　　(10881) 파주출판단지 경기도 파주시 회동길 338(서패동 474-1)
　　　　　　Tel. (031)943-1888　　Fax. (031)955-9545
　　　　　　홈페이지 | www.koonja.co.kr

* 본 연구는 보건복지부 정신건강기술개발사업의 지원에 의하여 이루어졌습니다(HM15C1058).

ISBN 979-11-7068-027-7 (43510)
정가 10,000원

내 마음의 반창고

중고등학생용 (CIDER-A[*])

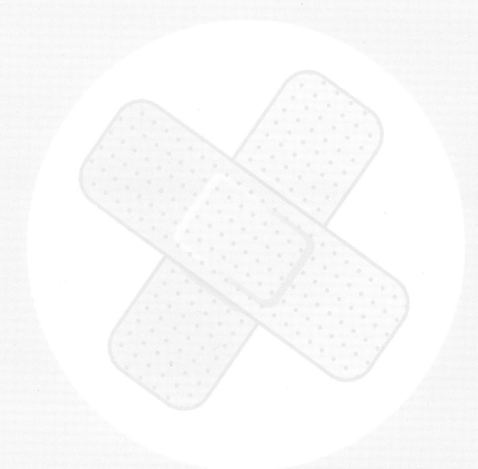

* CIDER-A: CIDER-Adolescent

저자 소개

| 저자 |

방수영   노원을지대학교병원 정신건강의학과, 노원구중독관리통합지원센터

이미선   가톨릭대학교 의과대학 예방의학교실

| CIDER 연구팀 |

배승민   가천의과대학 길병원 정신건강의학과, 인천스마일센터

김은지   마음토닥 정신건강의학과의원

황준원   강원대학교병원 정신건강의학과

장형윤   아주대학교병원 정신건강의학과, 경기남부해바라기센터(거점)

이주현   아이나래 정신건강의학과의원

김지연   좋은마음 정신건강의학과의원

이철순   경상국립대학교 의과대학 및 창원경상국립대학교병원 정신건강의학과

박장호   울산대학교병원 정신건강의학과

소개의 글

이 프로토콜은 보건복지부 정신건강기술개발사업단이 지원하는 재난충격해결을 위한 한국형 재난 유형별 개입기술 개발 및 기반 연구의 일환으로 개발되었습니다. 프로토콜의 기본 구성은 '재난충격해결을 위한 한국형 재난 유형별 개입기술 개발 및 기반 연구'의 기본 평가와 치료 각 세부를 담당하시는 한양대학교 김대호 교수님과 계요병원 박주언 과장님이 개발한 해당 프로토콜의 구성 및 내용에 기초하여 연구가 시작되었고 연구진들의 노력과 헌신으로 소아청소년에 적합한 치료 프로토콜을 개발할 수 있었습니다. 프로토콜 개발 이후 각 처에서 2017년부터 2023년까지 약 30회 이상의 전문가 교육 및 워크샵을 진행한 바 있습니다. 평가 프로토콜은 저작권등의 고려가 필요하여 우선 현장에서 더 요구되는 치료 프로토콜을 우선하여 출판할 수 있도록 고려하던 중에 군자출판사에서 출판하게 되어 매우 기쁘게 생각합니다. 이번에 전문가용 메뉴얼과 학령기 아동청소년을 위한 워크북, 영유아를 위한 워크북을 출판하게 되었습니다.

아동청소년에 적합한 프로토콜을 개발하기 위하여 여러 자료를 참고하였습니다. 특히 소아청소년의 트라우마에 대한 다양한 개입방법에서는, 저자 중 한명이 번역한 책인 '아동청소년 트라우마 치료 전문가가 알아야 할 18가지 치료법(군자출판사)'에 있는 근거 중심의 치료법도 참고가 되었습니다. 이 메뉴얼 임상적으로 문제가 되는 트라우마의 모든 증상을 해결하는 치료적 개입은 아닙니다. 트라우마에 노출된 소아청소년 누구에게나 사용 할 수 있으나 추가적인 진단과 치료가 필요한 경우에 다양한 치료적 도움을 구하는 것이 좋습니다. 물론 그 경우에도 이 메뉴얼에서 다루는 안정화 기법이 치료의 여정을 시작하는데 큰 기초가 될 것입니다.

CIDER 프로그램의 효과성을 평가한 연구로는 2019년 국제 학술지에 외상을 경험한 소아청소년의 외상 증상 개선에 긍정적인 효과가 있음을 보고하였습니다.

또한, 2018년, 2020년 두 차례에 걸쳐 미국소아청소년정신의학회(American Academy of Child & Adolescent Psychiatry)에서도 포스터 발표를 통해 CIDER 프로그램의 효과성을 알린 바 있습니다. 그리고 CIDER 프로그램에 대한 대조군 연구 결과를 대한신경정신의학회 학술대회 포스터로 발표하였고 현재 peer-review journal에 투고 과정 중입니다.

이 책이 영유아 및 아동청소년을 대상으로 트라우마 치료를 시행하는 모든 전문가분들에게 많은 도움이 되기를 희망합니다.

2023년 6월

방수영, 이미선, CIDER 연구팀

약속해요

1 나는 프로그램에서 말하거나 들은 이야기를
함부로 다른 사람에게 이야기하지 않을 것을 약속합니다.

2 나는 프로그램에서 나의 생각과 감정을 솔직하게
이야기할 것을 약속합니다.

3 나는 열린 마음으로 모든 것을 받아들이며,
진행 선생님과 다른 친구들의 이야기에 귀 기울일 것을
약속합니다.

4 나의 입장에서만 생각하고 판단하기 보다는
다른 사람의 입장에서 다시 한 번 생각하고 판단하여
서로에게 상처를 주는 일이 없도록 노력할 것을 약속합니다.

5 앞으로의 나의 생활에 도움이 될 수 있도록
이 프로그램에 적극적으로 참여할 것을 약속합니다.

년   월   일

이 름 : _____ (인)

CIDER-A
(CIDER-Adolescent)

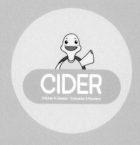

목 차

오늘부터 우리는

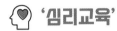 **'심리교육'**

우리의 마음과 몸이 힘들 때 어떻게 반응하는지 알아볼 거예요.

여러분의 마음과 몸은 언제 힘들었나요?

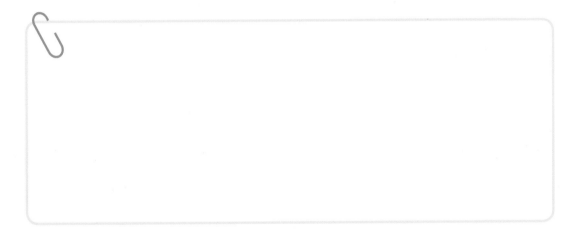

◉ **외상 경험 후, 뇌에서 생길 수 있는 일**

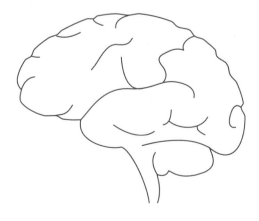

외상성 반응은 정상적이며 자연스러운 반응입니다.

현재 나타나는 여러 증상들은 지극히 정상적이고 자연스러운 반응이에요.
그렇다 해서 그 사람이 약하다는 건 절대 아닙니다.

고통이나 증상은 큰일을 겪으면서 너무 놀란 기억이 몸과 마음에
남아 있어서 그런 것일 뿐이에요.

처음에는 당황스럽고
'내가 미쳐 가는 게 아닌가?' 라는 생각에 무서울 수도 있지만,
이 모든 것은 '정상' 이에요.

자! 스스로에게 말해 주세요.

> "괜찮아."
> "울어도 괜찮아."
> "화가 나도 괜찮아."
> "몸이 떨려도 괜찮아."
> "자연스런 반응이야."
> "두려워하지 마."

🧠 감정 온도계

- 감정 온도계는 마음이 불안하고, 몸이 긴장되는 정도를 1~10점 사이의 점수로 측정해 보는 거예요. 감정 온도계는 점수가 올라갈수록 마음의 불안이나 몸의 긴장이 심해지는 걸 말해요.
- 5점은 어느 정도 내가 참고 조절할 수 있는 정도의 점수이고요. 5점이 기준점이에요.
- 4점 이하에서는 쉽게 참을 수 있고, 불안하지 않고 편안한 상태예요.
- 6점 이상에서는 억지로 참지만, 불편하고 몸을 움직이고 싶을 정도 이상이에요.
- 감정 온도계 점수가 6점 이상 올라가면, 불안해서 제대로 생각하지 못하게 되면서 생각이 극단적이거나 부정적으로 바뀔 수도 있어요.

감정 온도 설명	점수
정신을 잃을 것 같다.	10점
매우 힘들고 고통스럽다.	9점
	8점
꽤 불안하고 힘들다.	7점
	6점
불안하고 힘들지만 조절할 수 있다.	5점
조금 불안하고 긴장되지만 조절할 수 있다.	4점
	3점
아주 약간 불안하다.	2점
	1점
아무렇지도 않다.	0점

☞ **지금 여러분의 감정 온도계는 몇 점인가요? (   )**

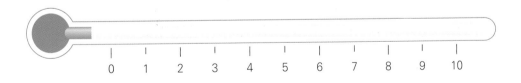

**감정 온도계로 자신의 마음에 점수를 매겨 보는 것만으로도
내 마음과 적당한 거리를 두면서 평정심을 되찾는 데 도움이 될 거예요.**

🧠 심호흡

❶ 자, 숨을 코로 들이마시세요.
입으로 '후~' 하며 천천히 내쉬세요.
끝까지 숨을 내쉬면서 폐에서 숨이 다 빠져나가는 것을 느껴 보세요.

❷ 다시 숨을 코로 들이마시세요.
입으로 '후~' 하며 천천히 내쉬세요.
끝까지 숨을 내쉬면서 긴장감이 숨과 함께 몸 밖으로 빠져나간다고 상상해 보세요.

❸ 다시 한 번 숨을 코로 들이마시세요.
입으로 '후~' 하며 천천히 내쉬세요.
끝까지 숨을 내쉬고는 다시 숨을 들이마시고 싶은 것을 느껴 보세요.

이렇게 3번 심호흡을 하세요.
이것이 **1세트**입니다.

좋아요. 좀 편안해졌나요?

심호흡 연습을 하고 난 후 감정 온도는 어떤가요?

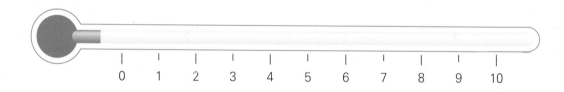

0 1 2 3 4 5 6 7 8 9 10

🗯 복식호흡

❶ 천천히 숨을 들이마시면서 아랫배가 나오게 하고, 숨을 내쉬면서 속으로 '하나' 하고 숫자를 세면서 천천히 아랫배가 꺼지게 하세요. 이때 오른손은 가슴에, 왼손은 아랫배에 대고 가슴은 움직이지 않고 아랫배만 움직이게 숨을 들이마시고 내쉬세요.

❷ 다시 천천히 숨을 들이마시면서 아랫배가 나오게 하고, 속으로 '둘' 하고 숫자를 세면서 숨을 천천히 내쉬세요.

❸ 다시 천천히 숨을 들이마시면서 아랫배가 나오게 하고, 속으로 '셋' 하고 숫자를 세면서 숨을 천천히 내쉬세요.

❹ 한 번 더 천천히 숨을 들이마시면서 아랫배가 나오게 하고, 속으로 '넷' 하고 숫자를 세면서 숨을 천천히 내쉬세요.

❺ 마지막으로 천천히 숨을 들이마시면서 아랫배가 나오게 하고, 속으로 '다섯' 하고 숫자를 세면서 천천히 숨을 내쉬면서 아랫배가 꺼지게 하세요.

익숙해지면 양손을 아랫배에 대고 부풀어 올랐다가 내려가는 것을 느끼도록 하세요.

이렇게 5번 호흡하는 것이
1세트입니다.

잘 했어요. 편안해졌나요?

복식호흡을 3세트 하고 난 후 감정 온도는 어떤가요? (   )

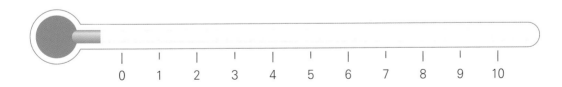

🗨️ 나비포옹법

❶ 자, 깊이 심호흡을 한 번 하세요.

❷ 눈은 감거나 살짝 뜬 상태에서 시작해도 좋습니다.

❸ 두 팔을 가슴 위에서 교차시킨 상태에서 양측 팔뚝에 양 손을 두고
  나비가 날갯짓 하듯이 좌우를 번갈아 살짝살짝 두드립니다.

❹ 이렇게 좌우 교대로 두드리면서 내 마음과 몸에서
  무엇이(장면, 신체 감각, 감정, 생각) 떠오르는지 관찰하세요.

❺ 내 마음과 몸에서 떠오르는 것을 바꾸거나, 억제하거나, 판단하려 하지 말고
  마치 구름이 천천히 지나가는 것 같다고 생각하면서 바라보세요.

10~15번 정도 두드리고 나서 심호흡을 하세요.

이것이 **1세트**입니다.

잘 했어요. 편안해졌나요?

나비포옹법 연습을 하고 난 후 감정 온도는 어떤가요? (   )

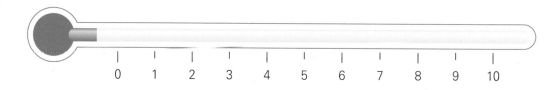

0	1	2	3	4	5	6	7	8	9	10

감정 온도계 점수가 내려가지 않았다면
한 번 더 나비포옹법을 해보세요.

부정적인 기억의 이미지나 몸의 느낌이 떠오르면서
불안해지거나 나쁜 생각이 들면
나비포옹법을 하면서
내 몸과 마음을 '**토닥토닥**' 해 주세요.

4~6세트 정도의 나비포옹법을 하면
대부분 지나가고 안정될 거예요.

사람이 많아서 조금 창피해 나비포옹법을 하기 힘들 때는
자신의 허벅지를 좌우 교대로 살짝살짝 두드려도 괜찮아요.

어떻게든지 몸에 좌우 교대로 자극을 주면 돼요

처음부터 잘 되지 않는다고 걱정하지 마세요.

반복해서 연습할수록 쉬워지고
점점 더 편안해지는 것을 느낄 수 있답니다.

지금의 감정 온도 점수는? (   )

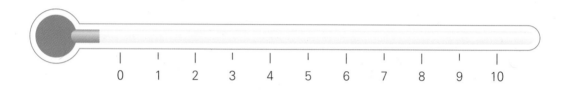

이젠 괜찮아요 '기본 안정화'

착지연습이라고 하는 안정화 기법을 배워볼 거예요.

외상 경험 후에 내가 아닌 것 같기도 하고,
꿈인지 현실인지 구분이 잘 되지 않을 때도 있어요.

시간이 한참 지난 후에도 그때 일이 떠오르면 다시 멍해지기도 하죠.

이 연습을 하면 안 좋은 기억에 빠지거나 멍해지는 걸 줄일 수 있어요.
땅에 발을 딛고 있는 것을 느끼면서 '지금 여기' 로 돌아오는 거예요.

① 시각적 착지

자, 주위를 둘러보세요.
지금 여기에서 보이는 것 다섯 가지를 천천히 얘기해 주세요.

지금 보이는 것 다섯 가지를 글씨로 써볼까요?

② 청각적 착지

지금 들리는 소리에 집중해보세요.
어떤 소리가 들리나요?
지금 여기에서 들리는 소리 다섯 가지를 천천히 얘기해주세요.

지금 들리는 소리 다섯 가지를 써보세요.

③ 인지적 착지

지금 우리가 있는 장소가 어디인가요? (상담실, 몇 층, 건물, 지역, 국가)

오늘은 몇 일이죠? (날짜, 요일, 월, 계절, 년도)

지금 나이는 몇 살인가요?

지금 우리나라 대통령은 누구이지요?

오늘이 몇 일인지, 오늘 뉴스에 뭐가 나왔는지, 오늘 날씨가 어떤지 적어 보세요.

④ 신체 감각적 착지

자, 우선 의자 팔걸이를 만져 보세요. 어떤 느낌인가요?

이번에는 엉덩이를 의자에 붙이고 의자의 느낌이 어떤지 얘기해 주세요.

발바닥을 바닥에 붙이고 무게를 주어 보세요. 바닥의 닿는 느낌이 어떤가요?

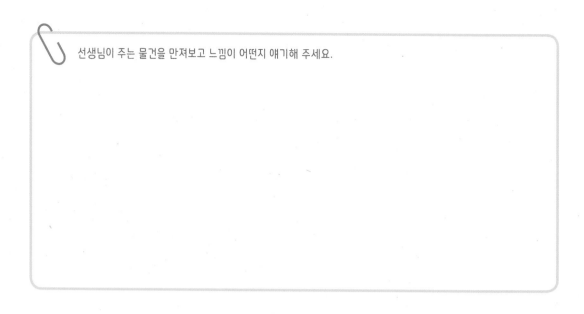

선생님이 주는 물건을 만져보고 느낌이 어떤지 얘기해 주세요.

주머니에서 한 가지 물건을 꺼내서 만져 보세요. 어떤 느낌인가요?

⑤ 운동 감각적 착지

박수 3번을 쳐볼게요.

이번에는 박수 5번을 쳐볼게요.

자, 어깨와 등을 한번 쭉 펴고요. 앞으로 3번, 뒤로 3번 돌려 볼까요?

이번에는 선생님을 따라서 한쪽 팔꿈치를 다른 쪽 무릎에 대는 동작을 반복해 볼게요.

🧠 착지법

❶ 자, 깊이 심호흡을 한 번 하세요.

❷ 앉거나 서 있는 상태에서 발이 땅에 닿아 있는 느낌에 집중하세요.

❸ 발이 땅에 닿아 있는 느낌이 들면 발가락을 꼼지락거려 보세요.

❹ 발뒤꿈치를 들었다가 쿵 내려놓으세요.
   그리고 발뒤꿈치에 지긋이 힘을 주면서 단단한 바닥을 느끼세요.

❺ '나는 지금 여기에 있다. 과거는 지나갔다.' 라고 되뇌어 보세요.

좋습니다.

좀 안정이 되나요?

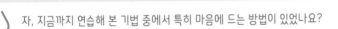
자, 지금까지 연습해 본 기법 중에서 특히 마음에 드는 방법이 있었나요?

어떤 경우에 도움이 될 것 같나요?

현재 여러분 마음의 감정 온도는 어떤가요? (　　)

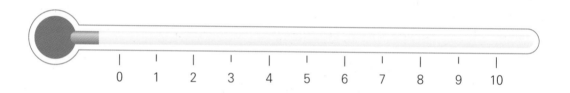

친구와 서로 상의해서 도움 될 수 있는 방법을 생각해봐도 좋아요.
앞으로 집에서, 혼자 있을 때에도 꾸준히 연습해서 사용해 보세요.
많은 도움이 될 거예요.

지금의 감정 온도 점수는? (　　　　　)

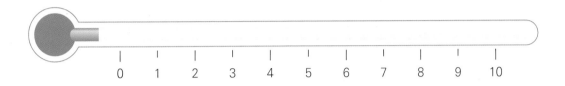

| | | | | | | | | | | |
|0|1|2|3|4|5|6|7|8|9|10|

💬 '봉인 연습'

불편한 기억, 감정, 생각 등을 집어넣어서 나오지 못하게 하는
단단한 상자를 만들어 볼 거예요.
어릴 때 봤던 만화 <마법천자문>에서 손오공이 요괴를 봉인시키기 위해
여행을 떠나는 것처럼 말이지요

> 나를 불편하게 하는 기억이나 감정에 대해 자유롭게 글로 표현하세요.

🧠 담아넣기

❶ 금고나 철제 상자, 단단한 박스 일 수도 있고요.

단단하고 새지 않는 것이 중요해요.

자신의 불편한 생각, 감정, 감각이나 이미지 등

모든 불편한 것을 충분히 담을 수 있는

용기의 이미지를 떠올려 보세요.

❷ 상자의 모양은 어떠한가요? 크기는 대략 어느 정도인가요?

색깔은 어떤가요? 재료는 무엇으로 만들어졌나요?

그 용기를 닫는 방법을 정해 봅시다.

❸ 뚜껑일 수도 있고 마개나 입구일 수도 있어요.

어떻게 해도 부서지지 않게 단단한 느낌이 들도록 만들어 보세요.

아무 것도 새어나갈 수 없게 자물쇠를 달거나 부적을 붙여도 돼요.

그리고 자물쇠, 쇠사슬, 강력 접착제 등 봉인하는 방법도 정해 봅시다.

자! 여기에 무엇이든 담을 수 있는 금고나 상자를 그려 보세요.
색깔도 칠해 보세요.

상상의 봉인상자 그리기

🫧 봉인 연습

❶ 자, 깊이 심호흡을 한 번 하세요.

❷ 그림으로 그린 금고나 상자를 눈을 감고 마음속으로 떠올려 보세요.
그 모양과 크기, 색깔을 최대한 자세히 상상해 보세요.

❸ 그 속에 부정적인 기억, 생각, 감정 등을 집어넣고 잠가 버리세요.
그리고 자물쇠를 잠그고, 이중으로 방어막도 설치할 수 있습니다.

❹ 그 안에 들어간 기억, 생각, 감정들은 절대로 밖으로 나올 수 없습니다.

❺ 그 금고나 상자를 땅 속 깊이 파서 묻어 버릴 수도 있습니다.
몇 미터 깊이에 파묻을까요?
5 m? 10 m?

❻ 우주 공간으로 날려 버릴 수도 있습니다.
여러분이 하고 싶은 대로 마음대로 상상하세요.

❼ 자, 깊이 파묻었나요?
그 위에 콘크리트를 깔아서 다시 위로 못 올라 오게 할 수도 있습니다.

❽ 그것은 이제 완전히 봉인되었습니다.

❾ 자, 이제 심호흡을 하세요.
코로 숨을 들이마시고 입으로 끝까지 내쉬세요.

좋아요.
편안해졌나요?

봉인 연습을 하고 난 후 감정 온도는 어떤가요? (   )

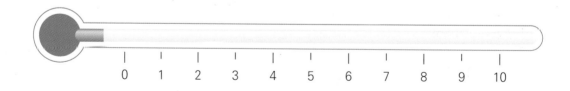

나쁜 기억이 떠오를 때마다 새로운 봉인상자를 상상한 후

그 속에 담아서 땅에 파묻거나 우주로 날려 버리세요.

지금의 감정 온도 점수는? (   )

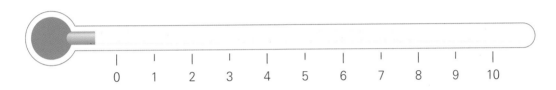

🧠 '안전한 장소'

❶ 아무한테도 방해 받지 않고,
편안하고 안전하게 느껴질 장소를 떠올려 보세요.

❷ 가보았던 장소도 좋고 상상의 장소도 좋습니다.
고요하고 안전하게 느껴지는 곳을 생각하세요.

❸ 컴퓨터 바탕화면으로 깔고 싶은 멋진 그림을 고르는 마음으로 찾아보면 돼요.
여러분이 가 본 곳 중 가장 멋진 곳은 어디인가요?

❹ 바닷가나 계곡, 편안한 방일 수도 있답니다.

❺ 여러분의 안전한 장소를 떠올리면 무엇이 보이나요?
여러분의 안전한 장소를 떠올리면 무엇이 들리나요?

안전한 장소를 떠올리면 어떤 냄새/향기가 나나요?
안전한 장소를 떠올리면 어떤 감정이 느껴지나요.
안전한 장소를 떠올리면 몸에는 어떤 감각이 느껴지나요?

자, 이제 그림으로 그려볼까요?

안전한 장소 그리기

장면　　　예) 해변
몸의 감각　예) 모래에서 뒹구는 느낌
기분　　　예) 신난다, 자유롭다

다 그렸나요?

그리고 그 곳에서 느껴지는 몸의 감각과 기분도 적어보세요.

안전한 장소의 풍경, 소리, 냄새 그리고 느껴지는 감각에 집중하세요.
어떤 것들이 더 느껴지는지 이야기해 보세요.

🧠 안전한 장소 연습

❶ 자, 깊이 심호흡을 한 번 하세요.

❷ 눈을 감고 나의 안전한 장소 이름을 되뇌이면서 떠올려 보세요.

❸ 장면을 떠올리면서 좌우 교대로 계속 자신의 무릎을 살짝 두드리세요.

❹ 그 장면이 확실히 떠오르면 무릎을 두드리는 것을 멈추고,
   그 장면 속으로 들어간다고 상상해 봅니다.

❺ 그리고 그 속에서 편안한 기분을 느껴 보세요.
   편안한 기분이 느껴지면 그 속에서 편히 쉬세요.

❻ **당신은 안전합니다.**

❼ 이제 충분히 쉬어서 안전한 장소에서 벗어나려면 속으로 하나, 둘, 셋을 셉니다.

❽ 눈을 뜨면 몸이 가뿐하고 기분이 상쾌할 거예요.

❾ 하나, 둘, 셋! 이제 눈을 뜨세요.

잘 했어요.

편안해졌나요?

여러분의 안전한 장소를 부를 수 있는 이름이 있나요?

이제 조금 불편한 일을 상상하면서 어떤 느낌이 드는지 집중해 보세요.
그리고 나서 스스로 안전한 장소 _____ 를 떠올려 보세요.

그 곳의 장면, 소리, 향기, 감각에 집중할 때 몸에 어떤 변화가 일어나는지 집중하세요.

연습을 하고 난 후의 감정 온도는 어떤가요?

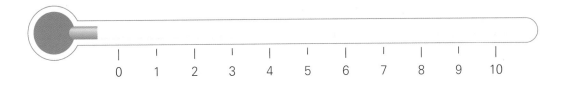

수고했어요.

이제 불편감을 느끼거나 스트레스를 받을 때
언제라도 찾아가서 안정하고 쉴 수 있는 마음의 공간이 생겼어요.
이렇게 안전한 장소 연습을 사람이 없는 곳에서 혼자서 하루에 1번 이상 해보세요.

그러면 실제로 마음이 힘들 때 언제든지 그 장면을 상상하기만 하면
마음이 편안해지는 것을 느낄 수 있을 거예요.

장면이 잘 떠오르지 않는 친구들은 본인이 그린 그림이나 사진을 핸드폰으로 찍어서
눈을 뜨고 그 사진을 쳐다보면서 그 속으로 들어간다고 상상해도 좋아요.

Part 05 | 나의 수호천사

지금의 감정 온도 점수는? (   )

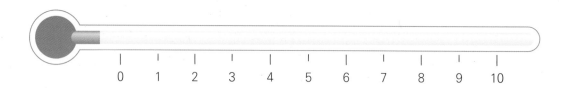

0　1　2　3　4　5　6　7　8　9　10

♥ '자원 증진 / 소환법'

소환법은 힘들고 괴로운 기억이나 감정, 생각이 떠오를 때
나의 멋진 모습을 떠올리거나, 미리 정해 둔 캐릭터 또는 다른 사람 등이
나 자신에게 격려의 메시지를 보내는 상상을 하는 방법이에요.
만화나 게임에서 자기편을 소환하여 함께 싸우게 하는 것과 같지요.
힘든 생각이 떠오를 때 나만의 수호천사를 불러 보는 거랍니다.

① 개인 자원

현재 힘든 상황들을 생각해 보았을 때,
이떤 능력 혹은 장점을 내가 좀 더 가지고 있으면 더 좋을 것 같나요?
내가 어떤 모습이면 더 좋을 것 같은가요?
힘든 상황에서 내가 어떻게 느끼면 좀 더 잘 이겨낼 수 있을까요?

자신감	용기	강함	희망
여유	확신	자기주장	유연
감정 조절	안정감	사랑	이해

이제까지 가장 _____ 하게 느끼고, 행동했던 적은 언제였나요?
그림으로 그려보거나 글씨로 적어 보세요.

그 긍정적인 '자원/능력/장점을 나타내는 경험'에 집중했을 때, 떠오르는 장면은
어떤 것인가요?

들리는 소리가 있나요? 기분(감정)은 어떤지요?

그때의 여러분이 느꼈던 _____을 지금 전달 받으려고 해요.

어떻게 전달받으면 좋을까요?

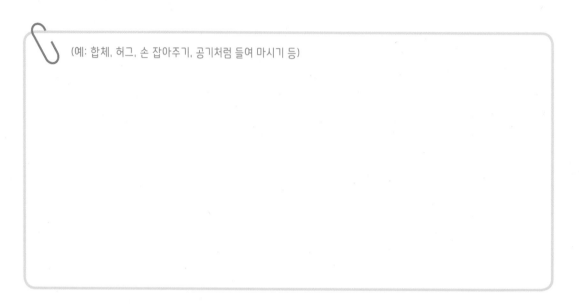

(예: 합체, 허그, 손 잡아주기, 공기처럼 들여 마시기 등)

그때의 나에게 듣고 싶은 말은 무엇인가요?

지금의 마음은 어떤가요?

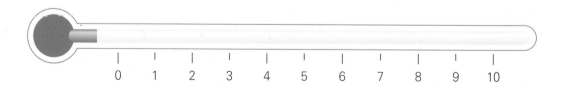

② 지지 자원

여러분이 아는 주변 사람 중에서 누가 제일 긍정적인 자원을 가지고 있나요?
그 사람이 가진 것을 도와주거나 역할모델이 될 수 있는 사람이 누군가요?

(예: 선생님, 친척, 선배, 친구, 동료, 위인, 영화 주인공, 유명인사 등)

그 긍정적인 사람에 집중했을 때, 떠오르는 장면은 어떤 것인가요?

들리는 소리가 있나요?

기분(감정)은 어떤지요?

 그 사람이 가진 _____을 전달 받으려고 해요.

 어떻게 전달받으면 좋을까요?

(예: 옆에 있어주기, 허그, 손 잡아주기, 그 사람의 얼굴 바라보기 등)

그 사람이 나에게 격려의 메시지를 보낸다고 상상해 보세요.

무슨 말을 해줄 것 같나요?

66   99

지금의 마음은 어떤가요?

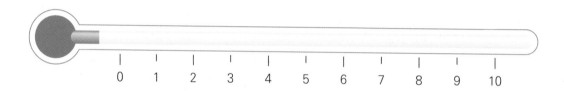

0   1   2   3   4   5   6   7   8   9   10

③ 상징 자원

나에게 힘을 주는 다른 것(물건)으로는 무엇이 있을까요? 그림으로 표현해 보세요.

그것을 생각했을 때, 떠오르는 장면은 어떤 것인가요?

들리는 소리가 있나요?

기분(감정)은 어떤지요?

그 상징물을 잘 간직하려고 해요.

어떻게 하면 좋을까요?

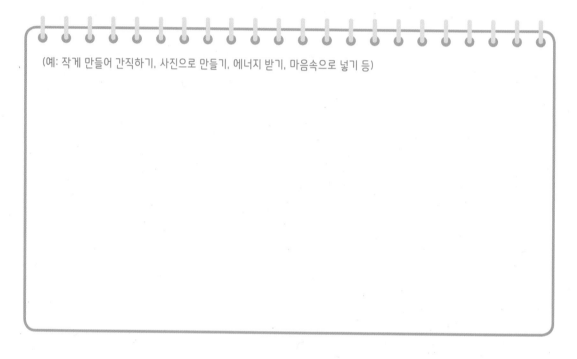

(예: 작게 만들어 간직하기, 사진으로 만들기, 에너지 받기, 마음속으로 넣기 등)

그 상징이 나에게 격려의 메시지를 보낸다고 상상해 보세요. 어떤 말을 듣고 싶나요?

지금의 마음은 어떤가요?

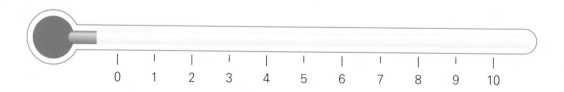

수고했어요.

잘 했어요.

스트레스 받거나 기분이 안 좋을 때,

오늘 해 본 좋은 생각들을 떠올리고 긍정적인 감각을 느끼면

여러모로 도움이 될 거예요.

🧠 격려의 메시지

"너는 잘 이겨 낼 수 있어. 파이팅!"
"이것은 기억이고 지나간 일이야."
"기억은 실제로 나를 다치게 할 수 없어."
"이것도 곧 지나갈 거야."

(   )

(   )

자, 깊이 심호흡을 한 번 하세요.

부정적인 기억이나 감정, 생각이 떠오를 때
왼손 엄지손가락을 안으로 말아 쥐면서 꽉 눌러 주세요.

좋아하는 물건이나 캐릭터, 사람을 떠올려 보세요.
좋아하는 음식을 먹는 상상해 보세요.
맛있는 피자나 치킨을 먹는 상상을 하면서 그 맛을 떠올려 보세요.

자! 기분이 좋아지나요?

미리 정해 둔 좋아하는 캐릭터나 사람을 떠올려 보세요.
그리고 나에게 격려의 메시지를 보내는 것을 상상해 보세요.

"OOO, 넌 잘 할 수 있어. 파이팅!"

어떤가요,

좀 힘이 나나요?

연습을 하고 난 후의 감정 온도는 어떤가요?

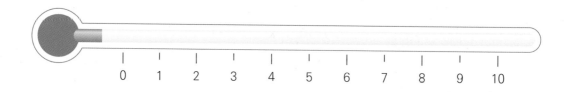

네 가지 방법 중 자신에게 효과가 있었던 방법은 무엇이었나요?
자신에게 도움이 되는 방법을 상상하며 연습해 보세요.

멀리서 바라봐요

지금의 감정 온도 점수는? (   )

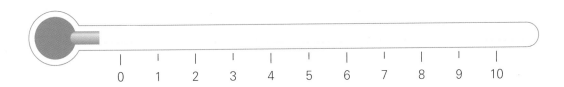

💭 '거리 두기'

힘든 경험과 관련되어 반복되어 생각나는 기억이나 이미지가 있나요?

이번에는 불편한 기억을 줄이는 방법을 연습해 볼게요.

반복해서 떠오르는 장면을 하나 고르세요. 그리고 그 이미지를 그림으로 표현해보세요.

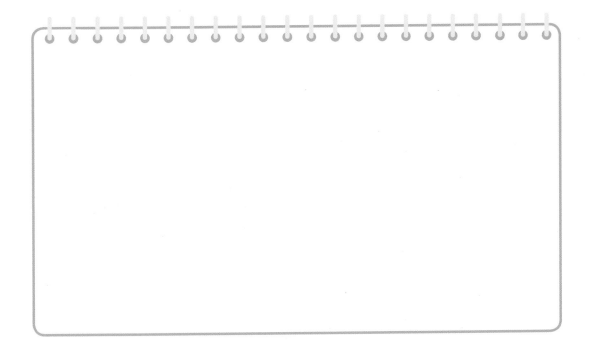

이번에는 그림의 크기를 줄여 볼 거예요.

컴퓨터에서 그림의 크기를 축소시키는 것처럼. 최대한 줄여보세요.

이제 작아진 그림을 그려보세요.

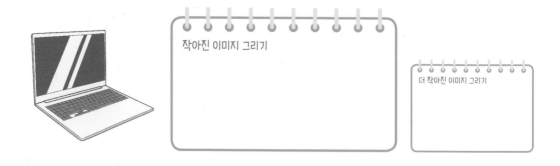

작아진 이미지를 마저 처리하는 것을 상상해 보지요.

그 이미지가 오래된 사진이나 그림이라고 생각하면 어떨까요?

그 이미지를 아예 처리하려고 해요. 어떤 것이 좋을까요?

태우거나 작게 자르거나 묻거나, 강물이나 바람에 버릴 수도 있고요.

그렇게 처리하는 것을 상상해 봅시다.

잘 했어요.

연습을 하고 난 후의 감정 온도는 어떤가요?

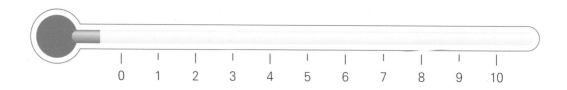

Part

07 상상해볼까요

지금의 감정 온도 점수는? (   )

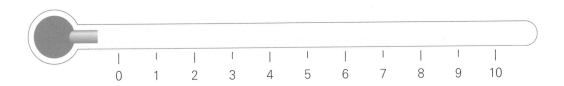

| | | | | | | | | | | |
|0|1|2|3|4|5|6|7|8|9|10|

'꿈 다루기'

불편한 꿈을 바꿔보는 기법을 배워봅시다.

반복되는 악몽이나 기억들을 재미있는 장면으로 바꿔 상상해보는 기법이랍니다.

최근에 꾼 꿈을 떠올리며 기억나는 것들을 단어로 적어 보세요.

불편한 꿈을 불편하지 않는 내용으로 바꾸는 연습을 해 볼 거예요.

우선 이 꿈은 반복적인 것이 되어야 해요.

오늘 같이 작업할 불편한 꿈을 고르세요.
감당할 수 있는 정도로요.
처음엔 쉬운 것부터 해서 점차 어려운 것으로 하는 게 좋아요.

정했나요?

꿈은 어떤 내용인가요?
꿈과 관련된 생각은 어떤 것인가요?
감정은 어떠한가요?
어떠한 상황이었나요?

꿈을 그림으로 그려보세요.

꿈 그리기

다음은 불편한 꿈의 결과를 바꿔볼 거예요.

안 좋은 것이 일어나기 전의 어떤 변화라도 가능해요.
만화처럼 변화가 극적이면 더 좋아요.

이제 바뀌어진 꿈을 그려 보세요. 이 그림은 자세할수록 좋아요.

여러 생각이나 감정, 상황들을 긍정적인 것으로 바꿔 보세요.

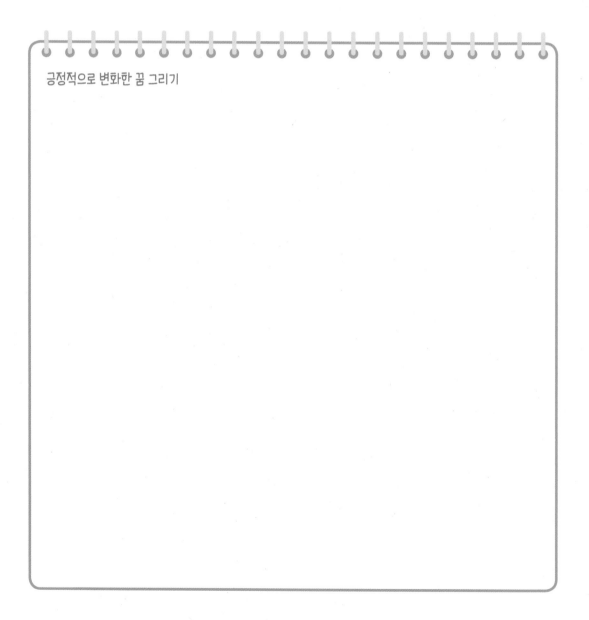

긍정적으로 변화한 꿈 그리기

연습을 하고 난 후의 감정 온도는 어떤가요?

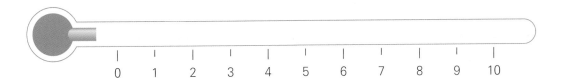

새로 바뀐 꿈의 그림을 바라보면서, 천천히 호흡하세요.

그 그림의 내용을 상상하고 느꼈던 기분이나 감각을 떠올리면서 바라보세요.

기분(신체감각)이 어떤가요?

매일 밤 자기 전에 호흡 등 이완을 하면서

변화된 꿈 전체를 상상하고 영화를 보는 것 같이 연습하세요.

낮 시간에도 가능한 한 자주 새 꿈을 상상하고 연습해 보세요.

안 좋은 꿈이 바뀌려면 반복된 연습이 필요해요.

효과는 연습한 만큼 나타난답니다.

🧠 기억 다루기

자꾸 생각나는 기억의 일부분을
불편하지 않는 내용으로 바꾸는 연습을 해볼 거예요.

우선 이 기억의 일부분이 반복적인 것이 되어야 해요.

오늘 같이 연습할 기억의 일부를 고르세요.
감당할 준비가 된 것으로요.

처음엔 쉬운 것부터 해서 점차 어려운 것으로 하면 돼요.

자꾸 떠오르는 기억이 어떤 것인지 알아볼까요?

장면일 수도 있고, 냄새나 소리, 신체감각일 수도 있어요.
또 생각일 수도 있고요.

이러한 감각적 요소가 대개는 몇 개가 같이 있답니다.

어떤 것들인가요?

시각 _____ 대체 _____

청각 _____ 대체 _____

후각 _____ 대체 _____

신체감각 _____ 대체 _____

생각 _____ 대체 _____

힘든 기억 그리기

다음은 그 기억의 부분을 바꾸어 볼게요.

실제 기억과는 전혀 다른 내용의 장면, 소리, 감각 등으로 말이죠.

특히 자신이 직접 경험했던 좋은 기억과 관련되면 더 좋아요.

바뀐 기억 그리기

새로 바뀐 그림을 바라보면서(혹은 감각을 떠올리면서) 천천히 호흡해 볼게요.
그 그림의 내용을 상상하고 느꼈던 기분이나 감각을 떠올리면서 바라보세요.
연습을 하고 난 후의 감정 온도는 어떤가요?

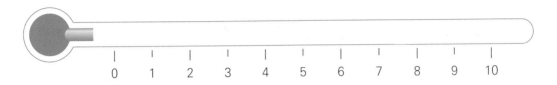

시간 날 때마다 새롭게 바뀐 기억을 심호흡과 함께 상상하면서 연습해 보세요.

특히, 자기 전에는 꼭 해보길 바래요.

반복된 연습이 필요하거든요.

효과는 연습한 만큼 좋아진답니다.

마음 튼튼 상 – '나의 미래'

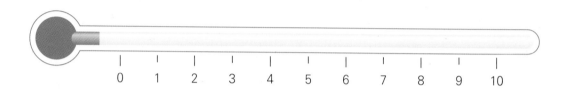

🧠 프로그램 점검

그동안 연습해 본 내용들을 정리해봅시다.

프로그램 활동에서 어떤 부분이 가장 기억에 남나요?

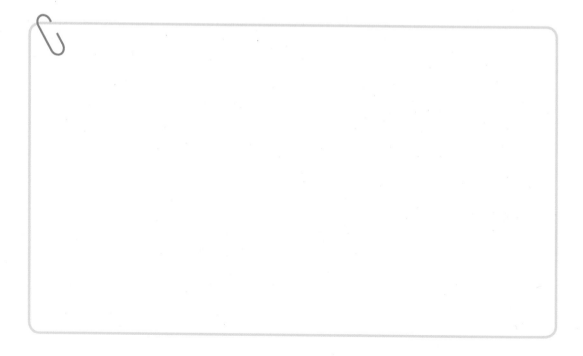

어떤 방법들이 효과적이었다고 생각하나요?

그동안 자신에게 변화된 부분이 있다면 무엇인가요?

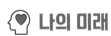 **나의 미래**

긍정적인 미래를 떠올리면서 나의 좋은 능력/장점/힘을 떠올려보세요.
나는 미래에 어떤 긍정 자원을 가지고 있을까요?

자신감	용기	강함	희망
여유	확신	자기주장	유연
감정 조절	안정감	사랑	이해

긍정 자원을 잘 활용하는 미래의 장면을 글이나 그림으로 표현하세요.

완성한 글/그림을 보면서 나비포옹법을 연습해 보세요.

지금의 마음은 어떤가요?

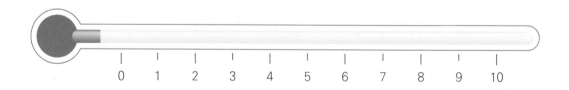

프로그램이 끝난 이후에
경우에 따라 심리적인 증상들이 다시 찾아올 수도 있어요.

이건 각자 다를 수 있고요.

충분히 생길 수도 있는 상황이랍니다.

너무 놀라거나 무서워하지 않아도 돼요.

누구나 그럴 수 있답니다.

갑작스럽게 마음이 힘들 때는
우리가 같이 연습했던 방법들을 해볼 수 있고요.

그래도 계속 힘든 마음들이 지속될 때에는

언제든지 전문가 선생님에게 도움을 청할 수 있다는 것을 기억하세요.

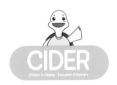

수료증

학교

성명

위 사람은 CIDER-A 프로그램에 참여하여
본 과정을 모두 성실하게 수행하였기에
이 증서를 수여합니다.

년 월 일

CIDER(Children In Disaster: Evaluation & Recovery)
Training Center

- ✓ 외상 경험 후, 우리 아이들에게 나타날 수 있는 심리적 반응
- ✓ 가정에서 해볼 수 있는 '안정화' 기법
- ✓ **TIP.** 안정화 기법 '두드리기'

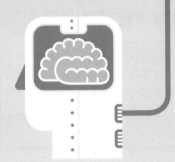

외상 경험 후, 우리 아이들에게 나타날 수 있는 심리적 반응

◆ 감기에 걸리면 열이 나고 기침, 콧물이 나듯이 외상을 경험하면 대부분 여러 증상을 경험하게 되지요.
◆ 힘든 일을 경험한 우리 아이들에게 나타날 수 있는 반응들을 안내합니다.

→ 그 일을 생각하지 않으려고 해도 마음속에 갑자기 떠올라요.	"그것은 누구나 큰일을 당하면 생길 수 있는 정상적인 반응이에요. 그때 경험, 기억을 뇌가 제대로 처리하지 못해서 그때 기억이 자꾸 올라오는 것뿐이지요. 마치 상한 음식을 먹으면 위가 소화를 못 시키고 어디 걸려 있어서 자꾸 신물이 넘어오는 것과 비슷한 거예요."
→ 주의를 기울이거나 집중하기 힘들어요.	"충격적인 일을 경험한 사람들에게 자주 있는 현상이에요. 기억력이 나빠진 느낌일 거예요. 그런데 이 현상은 기억력이 손상된 것이 아니고요. 집중력이 일시적으로 떨어져서 그래요. 고통스럽고 감정적으로 힘들다 보니 어딘가에 충분히 주의를 기울이지 못하게 되는 거지요."
→ 예전보다 쉽게 놀라거나 예민해졌어요.	"작은 자극에도 놀라고, 꿈을 꾸면서도 놀라고 하다 보니 몸도 마음도 지치고 많이 힘들죠. 그런데 이것도 흔할 뿐더러 자연스런 반응이에요. 자신을 보호하려고 몸과 마음이 움직이다 보니 생기는 현상이에요. 이전에 너무 놀라고 무서운 일을 겪었기 때문에 몸이 계속 긴장하고 작은 신호에도 조심하라고 경고를 자꾸 줘서 생기는 일이에요. 실제로 몸에 이상이 온 건 아니에요."
→ 뚜렷한 이유가 없는데도 주위를 경계하고 조심하게 돼요.	"또 다시 나쁜 일이 생기지 않을까 조심하고 대비하는 건 당연한 일이에요. 자신을 보호하려고 몸과 마음이 움직이다 보니 생기는 현상이지요. 이전에 너무 놀라고 무서운 일을 겪었기 때문에 몸이 계속 경계하고 조심하라고 경고를 주어서 생기는 일이에요."
→ 잠들기가 힘들고 안 좋은 꿈을 꿔요.	"우리 몸은 그 힘든 사건을 '소화'시키기 위해서 오랜 시간을 곰곰이 생각해요. 마치 우리가 과식을 하고 나서 소화를 시키려고 위장이 운동하는 것처럼 말이지요. 잠을 자는데 어려움을 겪거나 악몽을 꾼다는 건, 여러분에게 일어난 일을 소화시키는 한 방법일 수 있어요."

가정에서 해볼 수 있는 '안정화' 기법

심호흡

우리의 마음이 갑자기 놀라거나 긴장이 될 때는 평소에 잘 되던 숨 쉬기 연습이 잘 안되기도 한답니다. 그렇기 때문에 가장 중요한 연습은 바로 심호흡이에요. 숨을 들이 마실 땐 코로 들이마시고요. 숨을 내쉴 땐 입으로 '후~'하면서 숫자 5를 세 보아요. 익숙해지면 숫자 7를 세도 좋아요. 천천히 끝까지 '후~'하고 내쉬는 게 가장 중요해요. 가슴에서 숨이 빠져나가는 느낌에 집중하면서 천천히 연습해 보세요.

복식호흡

한 손은 배 위에, 한 손은 가슴 위에 대보세요. 그다음에 숨을 들이쉴 때는 아랫배가 풍선처럼 부풀어 오르게 하면서 숨을 들이쉬는 겁니다. 숨을 내쉴 때에는 아랫배가 쑤욱 들어가게 하면서 천천히 숨을 내쉬어요. 아랫배가 풍선처럼 부풀어 올랐다가 쑤욱 숨이 빠져나가는 느낌을 함께 느끼면서 집중해보세요. 누워서도 해볼 수 있으니 집에서 꼭 연습해 보아요.

착지법

착지법은 힘든 생각이나 감정, 장면 등이 떠오를 때 '지금 여기'인 현실로 돌아오게 도와주는 연습이랍니다. 앉거나 서서 해볼 수도 있어요. 지금 바닥(땅)에 발을 딛고 있는 것을 충분히 느끼는 거예요. 발바닥 전체를 바닥에 붙이고, 발이 바닥(땅)에 잘 닿아있다는 것에 집중하세요. 발을 들었다가 쿵~ 하고 내려놓기도 하고, 발바닥이나 발가락에 힘을 주기도 하면서 지금 여기에서 안전하게 있다는 느낌을 느껴보세요.

나비 포옹법

나비포옹법은 갑자기 가슴이 두근대거나 긴장이 될 때 사용해 볼 수 있어요. 힘들고 마음이 아픈 장면이나 생각들이 떠오르게 되면, 그 생각들이 빨리 잘 지나갈 수 있도록 연습하는 방법이에요. 두 팔을 쇄골 아래쪽에 X 자로 교차하여 올려놓은 다음에 손바닥을 번갈아 가면서 두드려주는 거예요. 이렇게 연습하면 힘든 생각들이 저 멀리 지나갈 수 있도록 하는데 도움이 되어요. 양쪽을 번갈아 가면서 두드리는 게 가장 중요한 점이랍니다. 마치 나비가 날갯짓을 하면서 날아가는 것처럼 양 손바닥을 번갈아가면서 두드리면 됩니다.

TIP | 안정화 기법 '두드리기'

◆ 선생님과 함께 사고 이후 불편해진 어떠한 것이든 한 가지를 정해서 두드리기 기법을 배워볼 거예요.
◆ 불편한 것은 예를 들어, 통증이 될 수도 있고, 악몽, 공포가 될 수도 있어요.

자, 무엇이 여러분을 불편하게 하나요? 그것은 무엇인가요?

그 불편한 _____을 몸 어디에서 느끼나요?

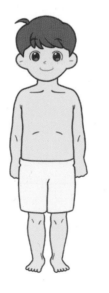
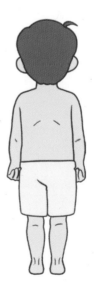

이제 선생님과 함께 '두드리기'를 해볼 거예요.

두 손가락(주로 검지와 중지)으로
반대편 손의 안쪽 마진의 중간부위(손날의 정 중앙점)를
계속 두드리는 방법이에요.

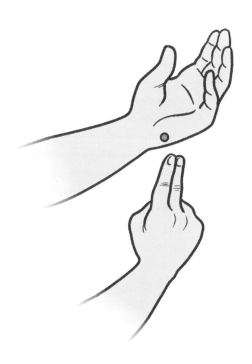

이제 같이 '두드리기'를 하면서 선생님의 말을 따라 해 볼까요?

"나에게 _____ 가 있더라도, 나는 내 자신을 소중하게 생각해요."

"나에게 _____ 가 있더라도, 나는 내 자신을 소중하게 생각해요."

"나에게 _____ 가 있더라도, 나는 내 자신을 소중하게 생각해요."

이번에는 선생님을 따라서 다음과 같은 부위를 7번 정도 두드리는데
오른쪽, 왼쪽 상관은 없어요. 선생님을 똑같이 따라 하면 돼요.

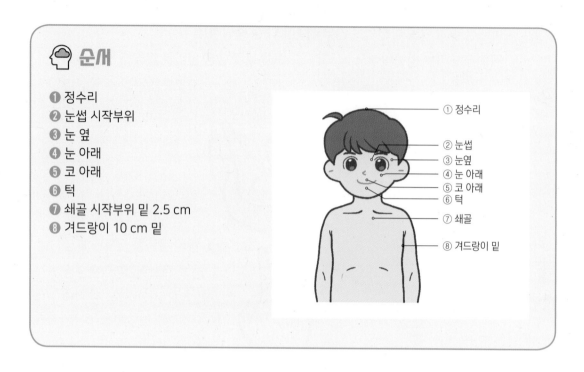

① 정수리
② 눈썹 시작부위
③ 눈 옆
④ 눈 아래
⑤ 코 아래
⑥ 턱
⑦ 쇄골 시작부위 밑 2.5 cm
⑧ 겨드랑이 10 cm 밑

지금의 마음은 어떤가요?

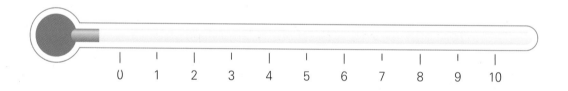

Memo

Memo